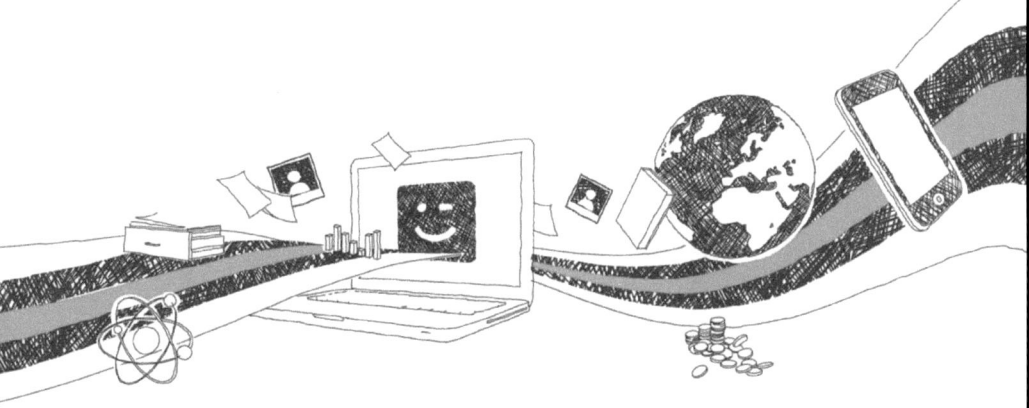
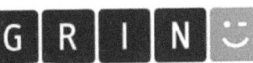

Thomas Hahn

Der kombinierte Zahnersatz - Ein Kompromiss zwischen Form, Farbe und Funktion

GRIN Verlag

Bibliografische Information der Deutschen Nationalbibliothek:

Die Deutsche Bibliothek verzeichnet diese Publikation in der Deutschen National-
bibliografie; detaillierte bibliografische Daten sind im Internet über http://dnb.d-
nb.de/ abrufbar.

Impressum:

Copyright © 2011 GRIN Verlag GmbH
Druck und Bindung: Books on Demand GmbH, Norderstedt Germany
ISBN: 978-3-656-39490-7

Dieses Buch bei GRIN:

http://www.grin.com/de/e-book/211663/der-kombinierte-zahnersatz-ein-kompromiss-
zwischen-form-farbe-und-funktion

GRIN - Your knowledge has value

Der GRIN Verlag publiziert seit 1998 wissenschaftliche Arbeiten von Studenten, Hochschullehrern und anderen Akademikern als eBook und gedrucktes Buch. Die Verlagswebsite www.grin.com ist die ideale Plattform zur Veröffentlichung von Hausarbeiten, Abschlussarbeiten, wissenschaftlichen Aufsätzen, Dissertationen und Fachbüchern.

Besuchen Sie uns im Internet:

http://www.grin.com/

http://www.facebook.com/grincom

http://www.twitter.com/grin_com

Der kombinierte Zahnersatz

-

Ein Kompromiss zwischen Form, Farbe und Funktion

Autor: Thomas Hahn, M. Sc, M. Sc.
Zahntechnikermeister

Master of Science dentale Technik

Master of Science ästhetisch-rekonstruktive Zahnmedizin

Inhaltsverzeichnis

Vorwort

Die Kombinationsprothese als täglich anzufertigenden Zahnersatz wirft immer wieder Probleme auf, weil die mit ihr verbundenen Arbeitsschritte vielfältig und dem entsprechend zeitaufwändig und Arbeitsintensiv sind. Wie sich diese Aufgabe rational, präzise und dauerhaft lösen lässt dokumentiert unser Fallbeispiel.

Einleitung

Durch die Vielzahl der einzelnen Techniker-spaten, die bei einer Kombinationsarbeit zum Einsatz kommen ist es schwierig ein Funktionelles, sowie ästhetisches befrie-digendes Gesamtbild zu erreichen. Nur bei konsequenter Abstimmung der einzelnen Arbeitsgebiete aufeinander ist die gewünschte Harmonie in Kosmetik und funktioneller Hinsicht möglich. Die Grundvoraussetzung um dies zu erreichen sollten also sein:

1. eine ausreichende Präparation
2. eine korrekte Abformung
3. eine schädelbezügliche Vermessung
4. Situationsmodell
5. individuelle Farbbestimmung
6. Foto- und Diaaufnahmen

Die Zahntechniken, die die Kombinationsarbeiten fertigen, müssen in allen Bereichen der Zahntechnik versiert sein, um die Zusammenhänge der einzelnen Spaten: Goldtechnik, Modellguss, Verblendtechnik, Totalprothetik und Keramik optimal umsetzen zu können.

Die Ausgangssituation

Die Ausgangssituation im Oberkiefer und im Unterkiefer

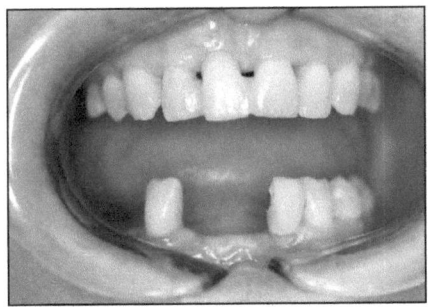

Das Oberkiefersituationsmodell wurde vom Zahnarzt hergestellt.

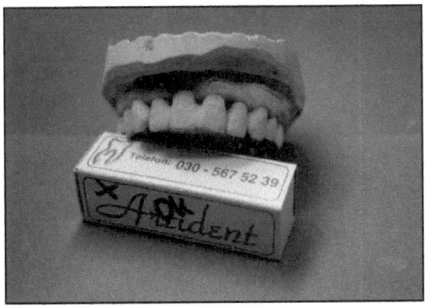

Die Abformung

Die Oberkieferpolyetherabformung wurde mit einem Ringlochlöffel genommen. Sie weißt äußerst scharfe und klare Präparationsgrenzen auf.

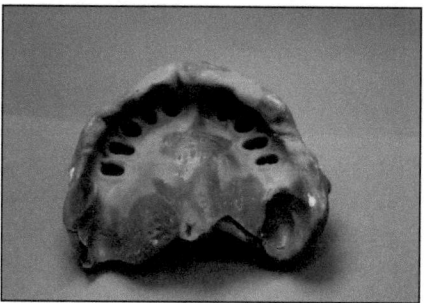

Das Unterkiefersituationsmodell wurde vom Zahnarzt gefertigt.

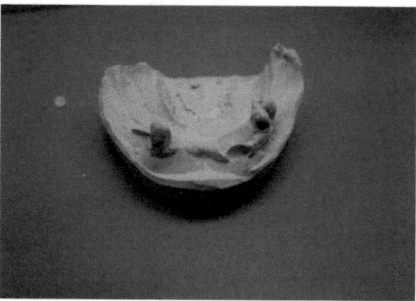

Das Sägestumpfmodell

Die Unterkieferpolyetherabformung weißt wie im Oberkiefer klare und saubere Präparationsgrenzen auf. Die Abformung wurde mit dem Material „Impregum Penta L Duosoft" und „Impregum Garant L Duosoft" der Firma „3M ESPE" genommen.

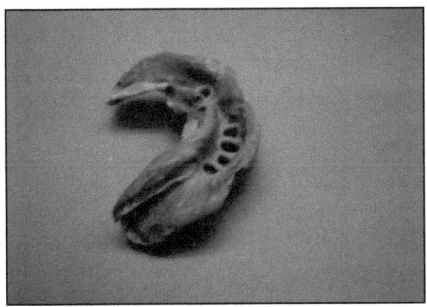

Von der Unterkieferabformung wurde ein Zeiser-Modell gefertigt.

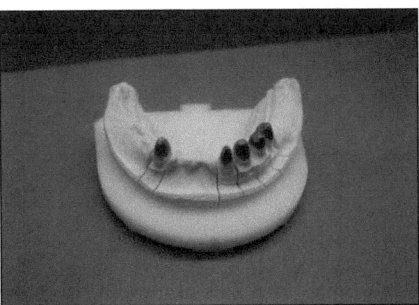

Das Metallgerüst

Legierung Yellow 2

Zusammensetzung		Technische Daten	
Au	84,0%	Typ:	IV(extra-hart)
Pt	9,9%	Gold-/Plantin Metalle:	97,3%
Pd	3,3%	Farbe:	Gelb
In	2,2%	Schmelzintervall:	1085-1150°C
Ir	0,1%	Gießtemperatur:	1300°C
Mn	0,5%	Vickershärte:	g/b=230w=180a=265
		Vergüten:	350°C, 15 min.

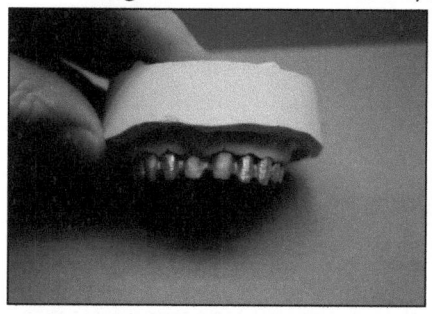

Die Bilder zeigen die ausgearbeiteten VMK-Gerüste in Yellow 2.
Hier wird die gute Passung der Oberkiefer- und Unterkiefergerüste deutlich.

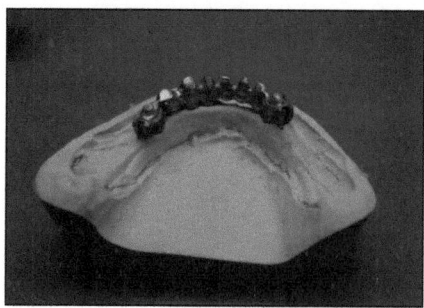

Die Verblendung

Das Oberkiefergerüst bei der keramischen Verblendung.

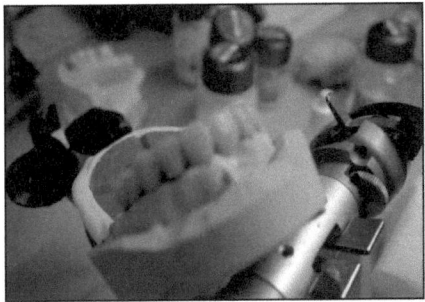

Das Bild zeigt die Oberkieferbrücke nach dem Ausarbeiten und vor dem Glanz-brand. Die sogenannte Rohbrandeinprobe steht nun noch bevor. Die Verblen-dung wurde mit „Duceram Kiss" von der Firma „Degudent" gefertigt.

Zusammensetzung „Duceram Kiss"
Leucite enthalten mit dem Silikat-glas die Hauptoxyde Sio2, Al2O3, K2O und Na2o.

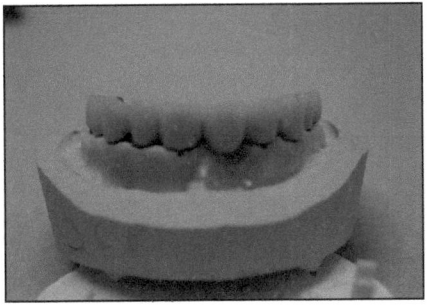

Die Rohbrandeinprobe

Bei der Rohbrandeinprobensitzung werden die Ästhetik, so wie die Phonetik, Okklusion und wichtige Pontiakeinlagerungen überprüft.

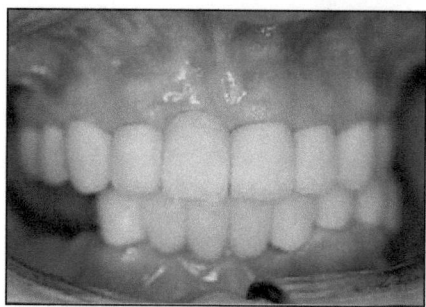

Das Bild zeigt das Kontrollmodell für die Oberkieferbrücke.

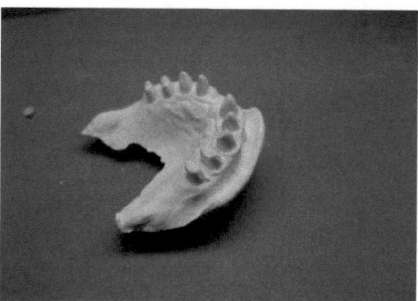

Die Duolockgeschiebe

Hier wurde das Metallgerüst im Oberkiefer bereits zur Doublierung
vorbereitet und die Duolock-Geschiebe eingekürzt.

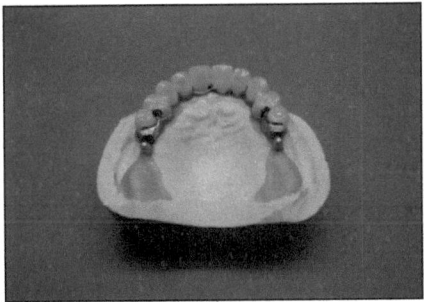

Hier wurde das Metallgerüst im Unterkiefer bereits zur Doublierung
vorbereitet und die Duolock-Geschiebe eingekürzt.

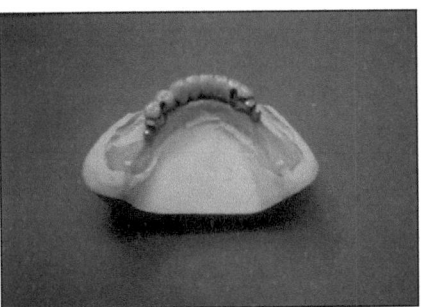

Die Duolockgeschiebe

Die Messingdoublierhilfe wurde auf den Appendix geschraubt.

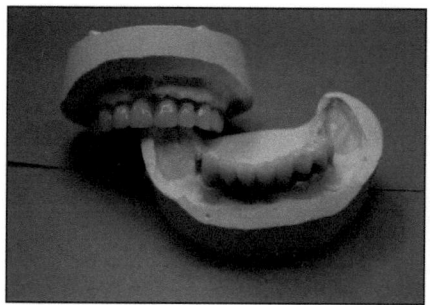

Detailaufnahme der Geschiebe.

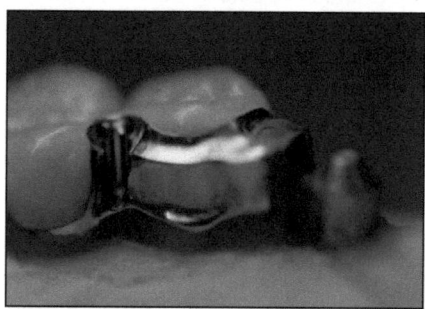

Zusammensetzung der Duolock-Geschiebe

Patrize:

Legierungsabkürzung:	Pd/Ag
Heraeus Legierungsname:	Alba O
Au:	2%
Ag:	37%
Pt:	8%
Pd:	40%
Cu:	13%

Matrize:

Legierungsabkürzung:	Pt/Ir
Heraeus Legierungsname:	Platin/Iridium
Pt:	80%
Ir:	20%

Die Modellation des Oberkiefers

Die fertiggestellte Modellation des Transversalbandes mit anatomisch vervollständigten Fräsung und Übermodellation der Gewindekappen, die mit Retentionsperlen versehen werden.

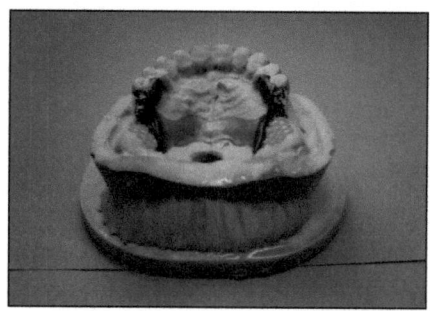

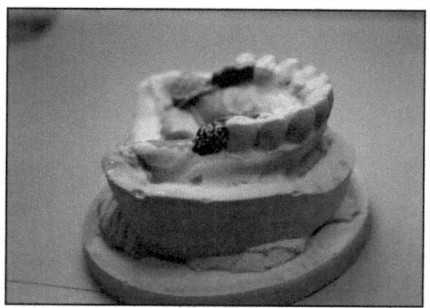

Die Modellation des Unterkiefers

Die fertige Modellation des Sublingualbügels mit anatomischer vollständiger Fräsung und übermodellierten Gewindekappen, die mit Retentionsperlen versehen werden.

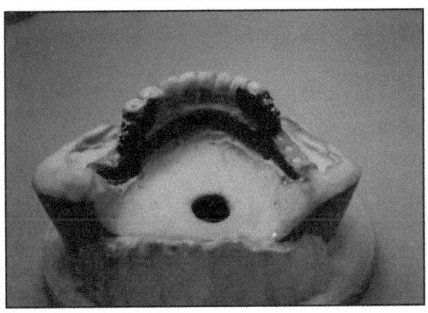

Für den Modellguss verwenden wir folgendes Metall der Firma „Dentaurum":

remanuim 800+

Zusammensetzung

Co	63,3%
Cr	30,0%
Mo	5,0%

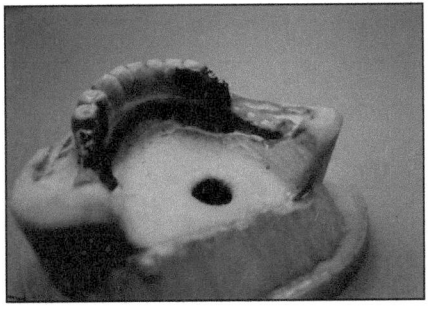

Der Modellguss

Das Bild zeigt den Unterkiefermodellgussbügel nach dem Guss.

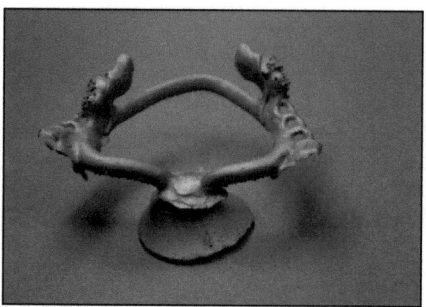

Das Bild zeigt das Oberkiefertransversalband nach dem Guss. Die Güsse sind sauber und situationsgenau gegossen.

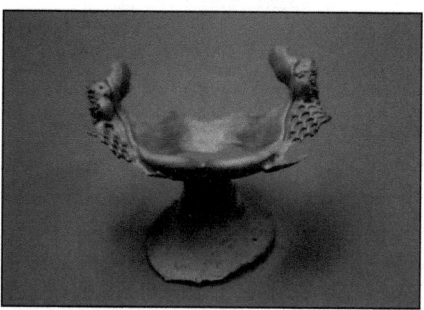

Die Oberkiefermodell-gusskonstruktion

Das Bild zeigt die aufgepassten Modellgusskonstruktionen im Oberkiefer.

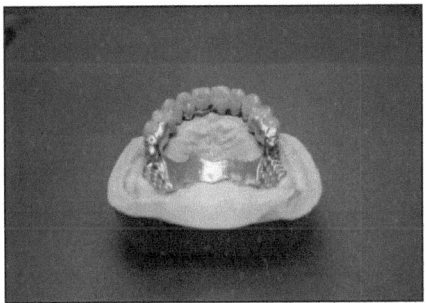

Detailaufnahme der Modellgusskonstruktionen im Oberkiefer aus palatinaler Sicht.

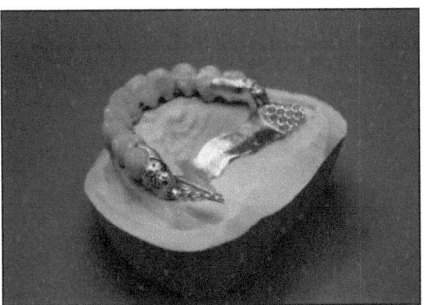

Die Unterkiefermodell-gusskonstruktion

Das Bild zeigt die aufgepasste Modellgusskonstruktion nach der Glanzpolitur im Unterkiefer.

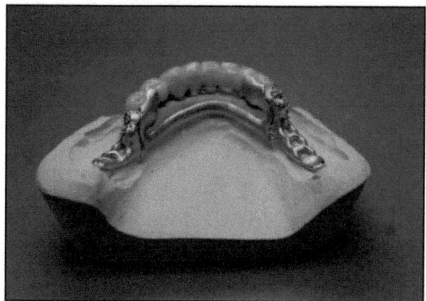

Detailaufnahme der Modellgusskonstruktion nach der Glanzpolitur im Unterkiefer von labial.

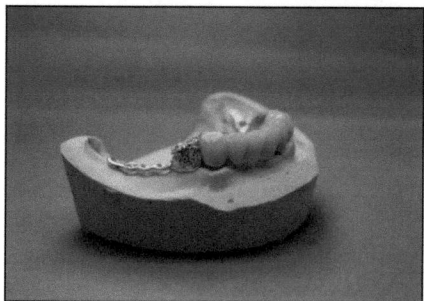

Passgenauigkeit

Vor Präzision und Passgenauigkeit des Modellgusses. Das Resultat ist der spannungsfreie Sitz auf dem Primärgerüst.

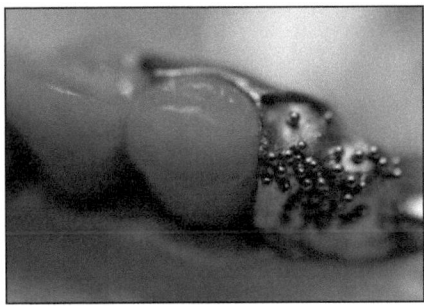

Detailaufnahme des Duolockgeschiebes und der Rückenschutzplatte.

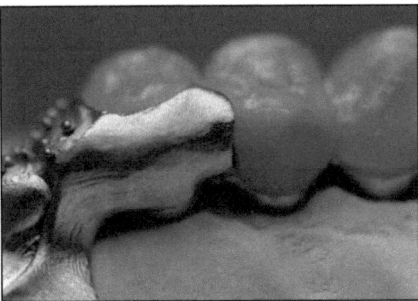

Die Oberkiefermodell-gusskonstruktion

Die exakte Passung, selbst nach dem Glanzbrand und der Politur zeigt die Abbildung.

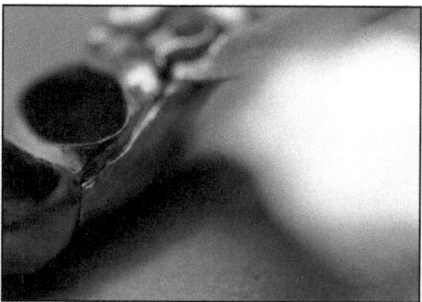

Das Ergebnis der Modellgusstechnik ist hier ein perfektes Modellgussgerüst.

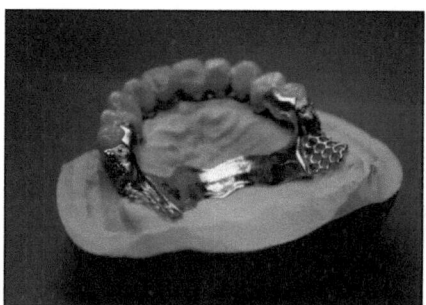

Rückenschutzplatten

Die hier gezeigte Passung ist ein Zusammenspiel zwischen perfektes Beherrschen von Einbettmassen und Kontraktion der Metalle.

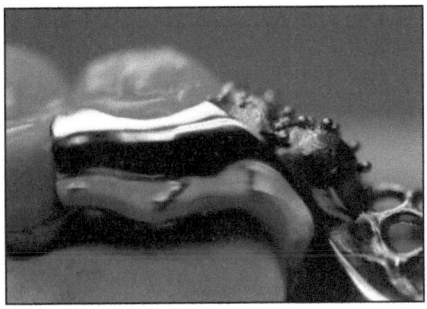

Detailaufnahme der Rückenschutzplatte.

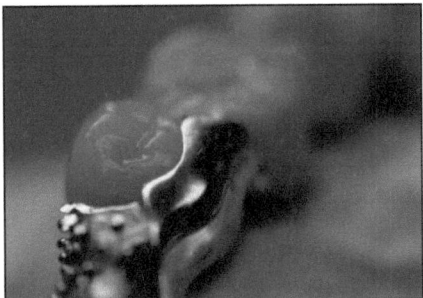

Die Rohkonstruktion im Oberkiefer

Detailaufnahme der Geschiebe.

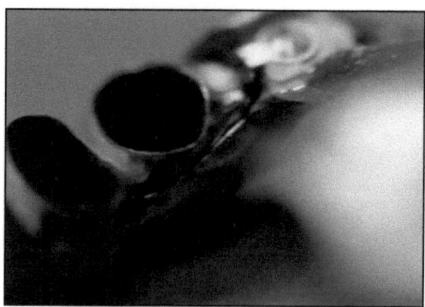

Die Aufnahme zeigt die Oberkieferkronen- und Modellgusskonstruktion und die Silikonschlüssel mit den bereits eingeklebten Kunststoffzähnen. Die Silikonschlüssel fertigen wir aus dem Silikon „Fifty – Fifty" der Firma „Klasse 4".

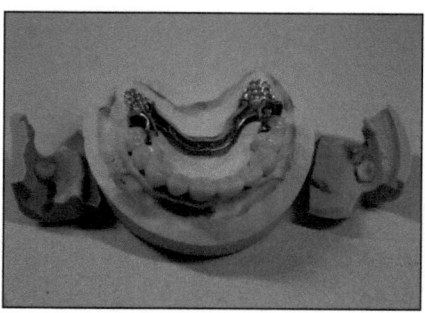

Zusammensetzung von Fifty-Fifty

Industrielles Elastomerprodukt

Hellblau: Polydimethylsiloxan mit funktionellen Gruppen und Hilfsstoffe für Additionsvernetzung

Weiß: Polydimethylsiloxan mit funktionellen Gruppen und Hilfsstoffe für Additionsvernetzung

Die Rohkonstruktion im Unterkiefer

Die Aufnahme zeigt die Unterkieferkronen- und Modellgusskonstruktion und die Silikonschlüssel mit den bereits eingeklebten Kunststoffzähnen.

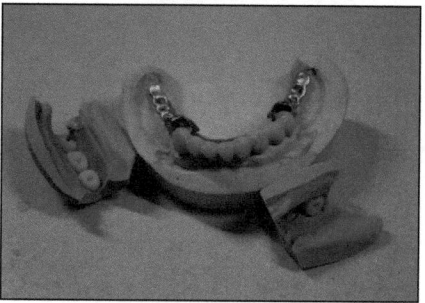

Das Bild zeigt die Arbeit im Spektralinksystem mit Opaker versehen.

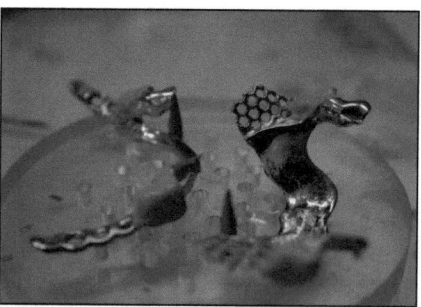

Die Modellgüsse und Primärgerüste

Das zurückgesetzten Modellguss auf das Primärgerüst im Oberkiefer.

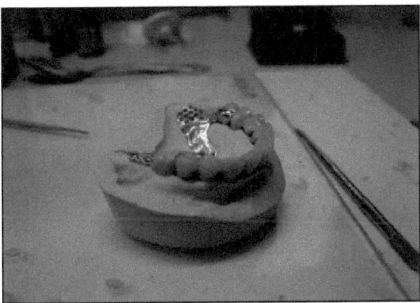

Das zurückgesetzten Modellguss auf das Primärgerüst im Unterkiefer.

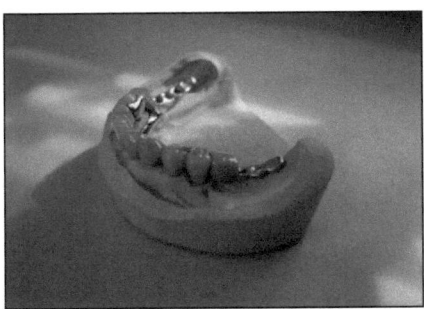

Die Kunststoff-komplimentierung

Im Oberkiefer sind die Vorwälle zur Komplimentierung der Kunststoffanteile gefertigt worden.

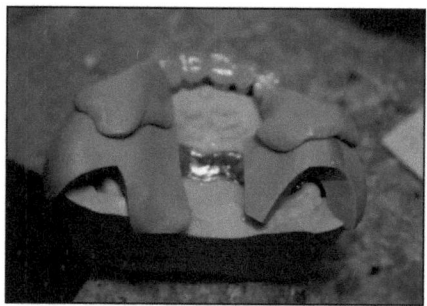

Im Unterkiefer ist bereits die Kunststoffkomplimentierung fertig gestellt.

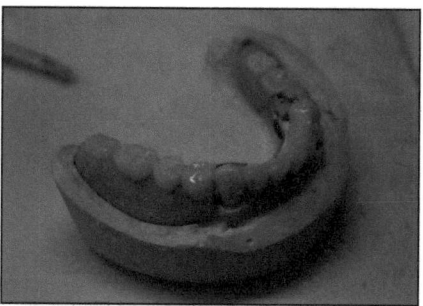

Zusammensetzung FuturaGen Pulver

Polymethylmethacrylat*
Copolymer auf Methylmethacrylat-Basis
Derivate der Barbitursäure
Titandioxid-, Eisendioxid- und Perylenpigmente

*Hinweis: enthält eine Restmenge von 0,2 bis 0,5% Benzoylperoxid

Zusammensetzung FuturaGen Flüssigkeit

Methylmethacrylat
Bis-Methacrylat
Vernetzer

Ausserdem enthält die Flüssigkeit in Spuren:
Quarternäres Ammoniumsalz
Kupfer-I-Ionen
Lichtschutzmittel
Stabilisatoren

Die fertige kombinierte Arbeit des Oberkiefers

Die fertiggestellte Kunststoffkomplimentierung der Oberkieferkombinations-
arbeit zeigt, dass durch ihre Fertigung die perfekte Passung nicht verloren
gegangen ist.

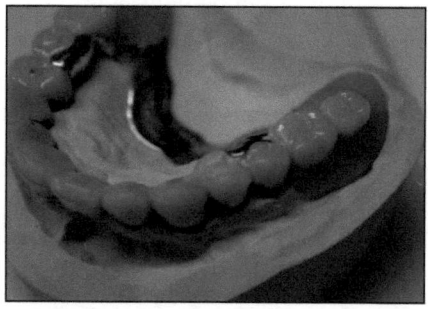

Die parodontale Reinigung zwischen Geschiebe und Modellguss und zwischen
Primärbrücke und Sekundärmodellguss ist gegeben.

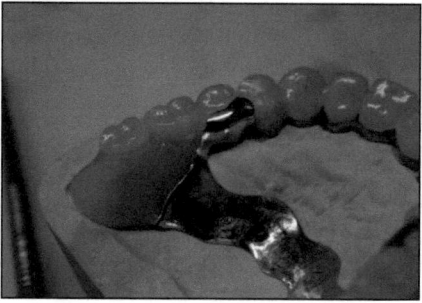

Nach der Kunststoffkomplimentierung wird die Okklusion nochmals überprüft.

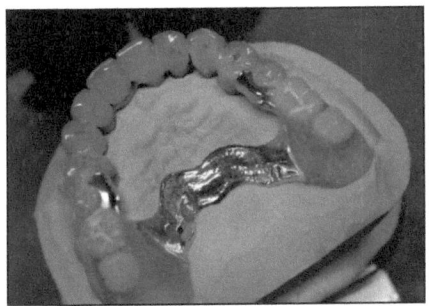

Der Übergang zwischen dem Primärgerüst und der Modellgusskonstruktion an den Geschiebeteilen muss exakt gearbeitet werden.

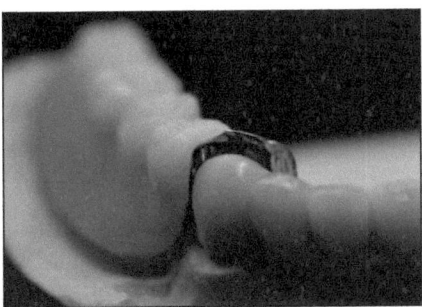

Die Übergänge

Die Übergänge zwischen Primärkonstruktion und Sekundärkonstruktion sind im Unterkiefer auf beiden Seiten zufriedenstellend gearbeitet.

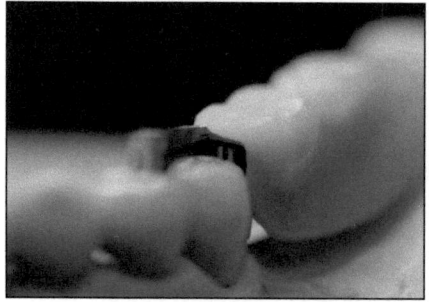

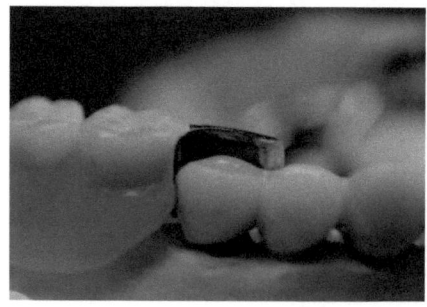

Die Okklusionskontrolle von palatinal

Das Bild zeigt die Okklusion von oral. Die Okklusion ist ein wichtiger Erfolgsgarant. Die Lenkbaren sind flach eingestellt.

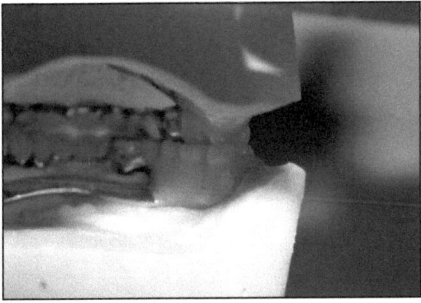

Das Bild zeigt die exakte Verzahnung im Artikulator.

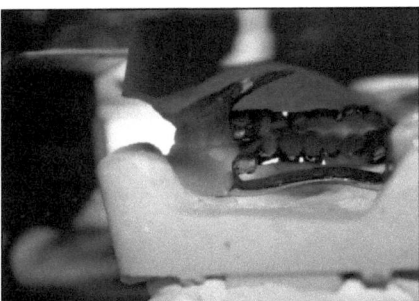

Die Okklusionskontrolle von vestibulär

Die Innenkontrolle im Artikulator. Die Arbeit von labial zeigt gute Okklusionsverhältnisse.

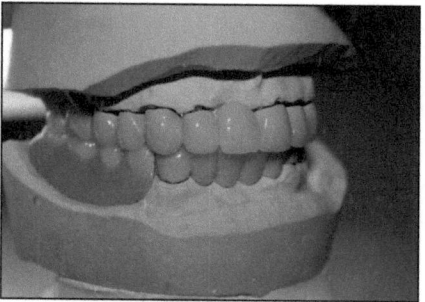

Auf diesem Bild ist die Eckzahnführung gut zu erkennen.

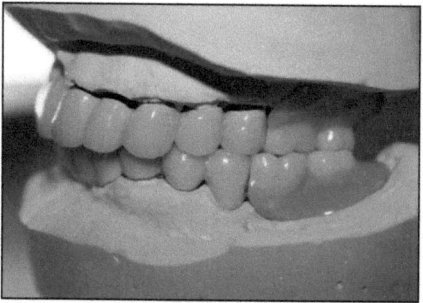

Die Fertigstellung

Hier zu sehen ist die fertiggestellte Ober- und Unterkieferkonstruktion im Artikulator.

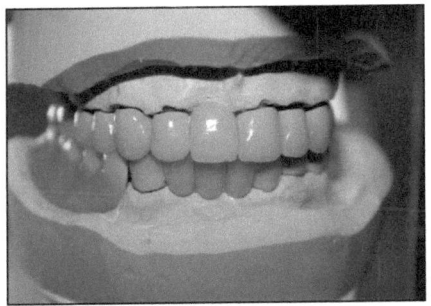

Auf dieser Aufnahme sehen sie die fertiggestellte Ober- und Unterkieferkonstruktion im Mund des Patienten.

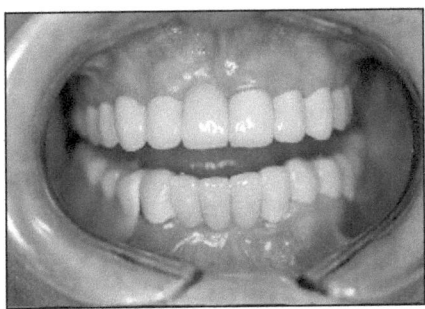

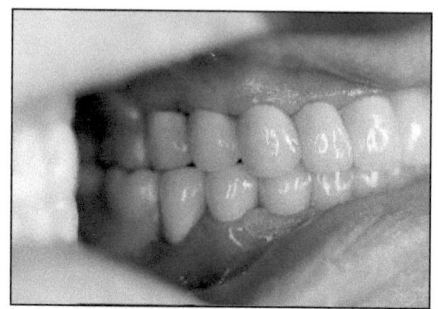

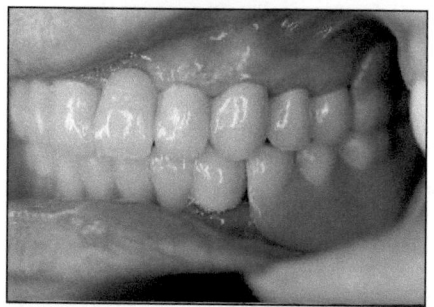

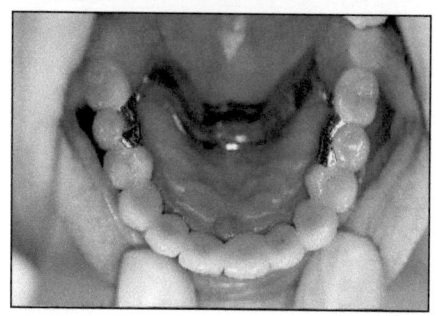

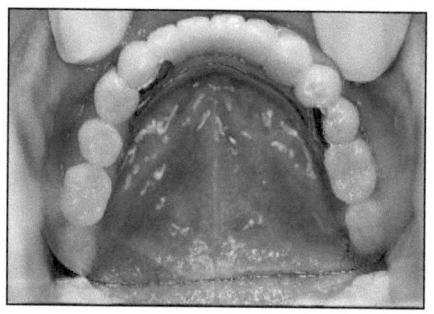

Zusammenfassung

Kombinierte Arbeiten, in der hier beschriebenen Größenordnung, sind ziemlich aufwendig, zeitintensiv und immer wieder mit Kompromissen verbunden. Geht man jedoch Schritt für Schritt vor sind auch sie zu meistern. Dennoch gebe ich zu, dass solche Arbeiten bei einer so schwierigen Ausgangssituation und Aufgabenstellung ein ganz schön zusetzen können und man recht froh ist, wenn man diese erfolgreich zum Ende gebracht hat. Wenn der Patient dann noch mit der neuen Versorgung zurecht kommt und die Funktion und Ästhetik stimmen, hat sich der Aufwand gelohnt.